# CONTRIBUTION A L'ÉTUDE

DE LA

# PNEUMONIE

PAR LE DOCTEUR

J. HYVERNAT

Ex-interne des Hôpitaux et de la Maternité de Lyon
Lauréat de la Faculté de Médecine (concours de 4e année 1878).

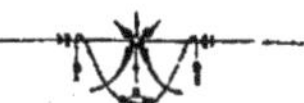

LYON
IMPRIMERIE A. WALTENER ET Cie
14, Rue Bellecordière, 14

1882

# CONTRIBUTION A L'ÉTUDE DE LA PNEUMONIE

( Résolution lente et lésions post-pneumoniques )

# CONTRIBUTION A L'ÉTUDE

DE LA

# PNEUMONIE

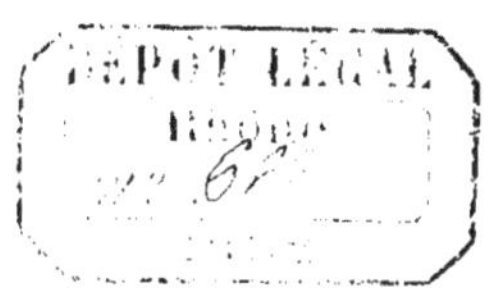


PAR LE DOCTEUR

**J. HYVERNAT**

Ex-interne des Hôpitaux et de la Maternité de Lyon
Lauréat de la Faculté de Médecine (concours de 4e année 1878).

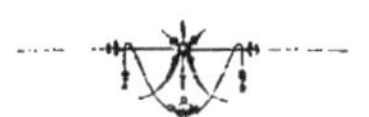

LYON
IMPRIMERIE A. WALTENER ET Cie
14, Rue Bellecordière, 14

1882

# INTRODUCTION

Comme l'indique le titre de notre travail, notre cadre n'est pas restreint. Nous avons, en effet, l'intention : 1° d'exposer dans ce travail les opinions nouvelles qui ont été émises à l'étranger au point de vue anatomique sur les phénomènes post-pneumoniques; 2° de donner de nouvelles observations dont deux nous permettront de mettre au jour des lésions qui n'ont pas encore été signalées à la suite de la pneumonie franche.

Notre dernière observation n'est pas certainement, au point de vue clinique, celle d'une pneumonie franche, mais les lésions que nous y avons observées, sont en tous points semblables, sauf le degré moins avancé des altérations histologiques, à celles que nous avons trouvées dans l'avant-dernière. Nous pouvons même dire qu'à ne considérer que le côté anatomique, notre dernière observation est certainement un cas de pneumonie fibrineuse, puisque nous y avons rencontré les lésions typiques de l'inflammation aiguë du parenchyme pulmonaire. Il est probable que le poumon dans ce dernier cas avait été le siège d'un point pneumonique qui était resté inaperçu pendant la vie du malade et qui pouvait remonter à une date plus ou moins éloignée.

Ces deux cas, rapprochés l'un de l'autre, sont d'autant plus remarquables qu'ils nous montrent que des lésions histologiques identiques peuvent se produire à une date plus ou moins rapprochée de celle du début de la pneumonie franche.

Nos observations nous ont été données par M. Lépine et M. le docteur R. Tripier, professeur agrégé ; nous leur en exprimons toute notre reconnaissance.

Nous remercions également M. le professeur J. Renaut pour les descriptions histologiques qu'il nous a données et la bienveillance qu'il a eue pour nous dans le cours de nos études médicales.

Notre travail comprendra deux chapitres.

Le premier sera consacré à l'étude historique des lésions post-pneumoniques.

Le deuxième comprendra l'étude clinique de la résolution de la pneumonie franche ; il sera suivi de nouvelles observations de résolution lente.

Nous terminerons par les quelques réflexions théoriques et cliniques que peuvent inspirer nos observations.

---

# CHAPITRE I

## Historique.

Le premier ouvrage français où nous trouvons signalées les lésions post-pneumoniques est le *Traité des phlegmasies* de Broussais. Les observations que l'auteur donne sont des cas de pneumonies chroniques consécutives à des pneumonie franches ayant amené la mort au bout de quelques semaines ; les observations et les autopsies sont du reste très incomplètes.

Après Broussais, quelques auteurs dont les noms sont restés tout à fait obscurs (Letenneur, 1811 ; Choix, 1819), parlèrent dans des thèses inaugurales de la terminaison de la pneumonie franche par induration ; ils n'ajoutèrent rien à ce qu'avait dit Broussais et, comme ce dernier auteur, ils n'établirent aucune distinction entre la résolution lente et le passage à l'état chronique de la pneumonie franche.

En 1820, nous trouvons dans le *Dictionnaire des Sciences médicales* un article signé Pinel et Bricheteau, dans lequel ces auteurs reproduisent les idées de Boerhaave. « La pneumonie, aurait dit Boerhaave, se termine quelquefois par une induration qu'il appelle squirreuse ou calleuse, état qui entraîne une difficulté chronique de respirer, une petite toux qui ne finit qu'avec la vie et qui augmente avec le repas. » Puis vient la réflexion suivante : « Cette assertion du médecin de Leyde est-elle appuyée par un grand nombre de faits ? »

Chomel, en 1827, parle d'une manière un peu plus complète des terminaisons de la pneumonie. « La solution de la pneumonie, dit-il, n'est pas toujours complète. Quelques individus conservent à la suite de cette maladie de la dyspnée, de la toux, quelquefois même de la douleur dans un point de la poitrine ; l'auscultation et la percussion montrent souvent, chez ces malades, un point d'engorgement pneumonique. »

En 1835, Bouillaud parlant de Chomel, dit : « Pendant l'espace de seize années qu'il s'est livré d'une manière toute particulière à l'étude de l'anatomie pathologique, et qu'il a assisté chaque année à l'ouverture d'au moins deux cents cadavres, Chomel ne se rappelle pas avoir trouvé plus de deux fois une lésion du poumon qui lui ait paru constituer une péripneumonie chronique. » Bouillaud admet cependant que la pneumonie chronique est plus fréquente que ne l'avait pensé Chomel ; il ne dit rien des lésions anatomiques ni des symptômes cliniques.

Grisolle, en 1841, étudie la pneumonie d'une manière beaucoup plus complète que ne l'avaient fait tous ses prédécesseurs. Après avoir décrit de main de maître l'histoire de ce processus, il aborde la question de la résolution lente; il commence par établir une différence très nette entre la terminaison par résolution lente et celle par passage à l'état chronique; « ce qui distingue, dit-il, la première de la seconde, c'est l'état général qui, excellent ou satisfaisant dans le premier cas, est au contraire mauvais dans le second »; il décrit les symptômes et le traitement de la résolution lente, et, arrivant au processus anatomique, il se pose la question suivante : Quel est l'état du tissu pulmonaire dans ces résolutions incomplètes ou tardives de la pneumonie? « La science, dit-il, ne possède pas jusqu'à présent des faits assez nombreux pour résoudre complètement cette importante question; on pense généralement que la faiblesse consécutive du bruit respiratoire et le râle crépitant ou sous-crépitant dépendent d'un œdème pulmonaire qui aurait succédé à la pneumonie. » Puis, à propos d'une autopsie qu'il a faite, il ajoute : « Ainsi le râle sous-crépitant qui avait existé dans les derniers jours de la vie s'expliquait naturellement par un reste d'engouement des cellules pulmonaires. »

Dans un des chapitres suivants il aborde la question du passage à l'état chronique. « Lorsque le poumon passe de l'état aigu à la chronicité, on voit, dit-il, les symptômes de la maladie s'amender et décroître comme si la résolution allait s'opérer; la fièvre diminue, elle peut même cesser tout à fait, le point de côté a disparu, les crachats ont perdu leur caractère visqueux, l'appétit semble renaître ; malgré cela les symptômes locaux restent les mêmes, c'est-à-dire ceux qu'on observe à l'état aigu lorsque la maladie, parvenue au deuxième degré, commence à rétrograder, et présente un commencement de résolution. Ces symptômes persistent les mêmes pendant quelques jours, puis ils décroissent sensiblement pour reparaître souvent avec une sorte d'acuité, etc.

« C'est après des alternatives plus ou moins nombreuses en bien ou en mal qui durent quelques jours, une semaine parfois, c'est après des exacerbations plus ou moins fréquentes et que rien n'explique le plus souvent, qu'on voit tantôt la résolution se faire très lentement, tantôt l'état chronique se constituer en quelque sorte définitivement. Ce qui frappe alors ou plutôt ce qui préoccupe le plus, c'est moins l'état local que les symptômes généraux (amaigrissement, fièvre, etc.). »

Nous ferons remarquer ici que Grisolle, qui tout à l'heure ne voulait établir aucun rapport entre la résolution lente et le passage à l'état chronique admet au contraire, dans ces dernières lignes, que la résolution lente n'est pour ainsi dire que la première phase du passage à l'état chronique.

Charcot reprit dans sa thèse d'agrégation, en 1860, l'étude de la terminaison de la pneumonie franche par l'état chronique. Il répète, au point de vue clinique, ce qu'avait dit Grisolle; au point de vue anatomique, il parle d'une manière générale d'un épaississement des parois alvéolaires, épaississement dû à la prolifération du tissu connectif amenant progressivement l'oblitération des alvéoles.

En 1873, Achard de Leluardière prit pour sujet de sa thèse inaugurale l'étude exclusive de la résolution lente. Il donne quelques observations, répète ce qu'avait dit Grisolle, et passe complètement sous silence le côté anatomique ; il résume ainsi les causes de la résolution lente : « Tout état de débilitation de l'organisme, pourvu qu'il ne soit pas porté assez loin pour produire une pneumonie caséeuse peut devenir une cause de retard assez prolongé dans la résolution d'une inflammation franche du parenchyme pulmonaire. Il est quelques états locaux, dit-il, qui nous paraissent jouer le rôle de causes adjuvantes : telles sont les bronchites chroniques, l'emphysème pulmonaire, et peut-être l'existence d'une pneumonie antérieure. »

Dans ces dernières années on a surtout étudié les pneumonies chroniques d'emblée (anthracose, etc.), mais on n'a presque point fait de travaux, du moins en France, sur le passage à l'état chronique de la pneumonie franche; tous les auteurs en parlent comme d'un fait très rare et se répètent presque textuellement ; pour eux, c'est une pneumonie interstitielle, analogue aux pneumonies chroniques d'emblée; il n'y a dans ce processus qu'un épaississement du tissu connectif avec quelques prolongements polypiformes et fibreux dans l'intérieur des alvéoles. Si les cliniciens et les anatomo-pathologistes français se sont peu occupés des phénomènes anatomiques post-pneumoniques, il n'en est pas de même des étrangers et principalement des Allemands, chez qui ces phénomènes ont soulevé et soulèvent encore de nombreuses controverses.

Niemeyer dit que les phénomènes d'induration sont dans tous les cas très rares.

Pour Jurgensen la pneumonie interstitielle consécutive à la pneumonie croupale n'est pas précisément fréquente, mais un médecin expérimenté ne peut douter qu'elle ne puisse se développer.

Rokitansky admet que dans certaines conditions l'hépatisation aiguë peut passer au durcissement.

Virchow insiste sur la terminaison de la pneumonie par induration produite sans doute comme il l'indique explicitement par la vascularisation et l'organisation de l'exsudat.

Orth s'exprime de la même façon que Virchow; pour lui la transformation du contenu alvéolaire enflammé en un tissu conjonctif vasculaire ressemblerait à l'organisation d'un thrombus.

Forster parle d'une inflammation chronique qui peut succéder à la pneumonie aiguë.

Birsch Hirschfeld accepte comme possible la terminaison par induration.

Rindfleisch ne mentionne pas l'induration chronique parmi les terminaisons de la pneumonie aiguë.

D'autres auteurs ne se sont pas contentés de signaler l'induration pulmonaire consécutive à la pneumonie franche; ils se sont occupés plus spécialement de l'étude histologique de cette forme d'induration pulmonaire.

Heschl aurait vu le long des capillaires des parois alvéolaires des noyaux de nouvelle formation, d'anciennes cellules en voie de se transformer en cellules fusiformes et en tissu connectif, ce qui amènerait un épaississement des parois alvéolaires qui finiraient par être complètement oblitérées. L'exsudat des alvéoles devrait vraisemblablement disparaître.

Woronichin décrit trois cas de pneumonie chronique consécutive à la pneumonie croupale ; il arrive à cette conclusion que les cellules de l'exsudat qui remplissent les alvéoles, par un contact prolongé avec les cellules de l'épithéium et pour ainsi dire, par infection, prennent le caractère épithéliforme, deviennent fusiformes, s'organisent en un réseau serré qui se fond avec la paroi alvéolaire. Woronichin conteste la participation des éléments de cette dernière et méconnaît par conséquent la nouvelle formation des vaisseaux dans les alvéoles.

Thierfelder et Ackermann par nt de productions connectives qui viennent faire saillie dans les alvéoles sous la forme d'une masse arrondie.

Eppinger signale une hyperplasie du tissu conjonctif interstitiel dont partent des bouquets exubérants qui pénètrent dans les alvéoles. Ces bourgeons intra-alvéolaires sont en maints endroits complètement vascularisés. Eppinger considère le processus tout entier comme une imflammation interstitielle à marche chronique qui se propage de la plèvre au poumon.

En 1880 parut dans les *Archives de Virchow* l'important travail de Marchand auquel nous avons fait d'ailleurs quelques emprunts pour exposer cet historique. Marchand rapporte plusieurs cas de pneumonie aiguë, terminés par induration pulmonaire et parmi ces cas, il en est un qui est de nature traumatique; dans tous ces cas la lésion a été la même : une induration pulmonaire à différents degrés de développement, à lésions histologiques identiques. L'idée dominante de l'auteur, c'est qu'il se forme, à l'intérieur des alvéoles, un tissu conjonctif à l'édification duquel les cellules lymphatiques immigrées prennent la plus grande part ; postérieurement les bourgeonnements vasculaires partis de la paroi alvéolaire envahissent le bouchon connectif et le vascularisent ; l'épaississement de l'alvéole est un phénomène tout à fait secondaire.

L'auteur tire les trois conclusions suivantes :

1° Que la pneumonie fibrineuse peut passer à l'état chronique ;

2° Que cette induration se forme, par le développement, aux dépens des éléments lymphatiques, d'un tissu conjonctif vasculaire dans les alvéoles. En même temps, les alvéoles seraient le siège d'une accumulation de cellules épithéliales qui tantôt forment un revêtement aux parties nouvellement formées, tantôt passent à la dégénérescence graisseuse.

Marchand ne nie pas que dans certains cas les poumons aient été atteints de pneumonies antérieures ; au contraire, il pense que très souvent le parenchyme pulmonaire a déjà été le siège d'inflammations plus ou moins fréquentes ; mais il pense malgré cela que les lésions qu'il a observées peuvent succéder à une pneumonie fibrineuse.

Marchand termine son article par l'étude des causes de la terminaison de la pneumonie franche par induration ; ces causes sont ainsi classées par ordre de fréquence : 1° une pneumonie antérieure ayant laissé des adhérences pleurales qui amènent une circulation plus active autour du poumon ; 2° le mauvais état de la constitution ; 3° le refroidissement des téguments.

Presque en même temps que l'article de Marchand paraissait celui de Leyden sur la terminaison de la pneumonie par résolution lente et le passage à l'état chronique. « Il y a des cas, dit Leyden, où la pneumonie suit sa marche naturelle et subit sa crise sans que la résolution ait lieu. Bien que le patient soit plus ou moins fort, l'infiltration persiste, non-seulement des semaines, mais des mois entiers. Il existe donc une terminaison par infiltration persistante avec induration, et l'on doit craindre que la résolution intégrale n'ait pas lieu et qu'il se forme un épaississement chronique. »

Leyden critique l'exclusivisme de Grisolle qui ne veut voir aucun rapport entre la résolution lente et le passage à l'état chronique ; il expose de nombreuses observations à l'appui de son opinion, nous y renvoyons le lecteur. Il s'occupe également de l'état anatomique du poumon dans les cas de résolution tardive ; car il a étudié avec soin le poumon d'un individu mort d'érysipèle au vingt-septième jour d'une pneumonie franche : « Le poumon, dit-il, était fortement hépatisé, rouge, granuleux sur une coupe ; les alvéoles étaient peu aérées. Sous le microscope, les alvéoles étaient remplis en grande partie de bouchons fibrineux réticulés ; quelques-uns présentaient un contenu plus friable dans lequel avaient pénétré beaucoup de globules de pus ayant à côté d'eux des cellules alvéolaires en voie, pour la plupart, de dégénérescence graisseuse. »

C'est là tout ce que Leyden a pu observer au point de vue histologique dans les cas de résolution retardée.

Enfin dans le numéro de la *Revue clinique de Bologne*, daté du mois de juillet 1882, le professeur Marchiafava rapporte quatre cas de pneumonie fibrineuse terminés dans l'espace de quelques semaines par l'état chronique ; ces observations, sauf la quatrième, sont du reste assez incomplètes ; mais l'étude anatomique en est au contraire fort détaillée. Au point de vue histologique, le professeur de Bologne insiste surtout sur l'organisation de l'exsudat intra-alvéolaire ; voici, du reste, quelles sont ses propres paroles : « L'exsudat fibrineux intra alvéolaire disparaît graduellement et il est envahi par un tissu connectif qui se substitue à lui. » Plus loin il ajoute : « le nouveau tissu qui se substitue dans l'alvéole au bouchon fibrineux se présente sous l'aspect d'un polype microscopique dont le pédoncule est adhérent à la paroi de l'alvéole et muni d'un vaisseau sanguin. »

D'autrefois, le bouchon connectif se trouve adhérent à la paroi de l'alvéole par un cordon protoplasmatique de grosseur et de longueur variables, granuleux et revêtu de cellules d'aspect épithélial, ces cordons protoplasmatiques représentent certainement des bourgeons vasculaires en voie de formation. Cette interprétation est confirmée par ce fait que l'on voit certains de ces cordons en voie de se canaliser.

Le quatrième cas du professeur Marchiafava, présente avec les altérations que nous venons de signaler certains points où l'exsudat subit une dégénérescence hyaline.

Telles sont les lésions post-pneumoniques qui ont été signalées jusqu'à nos jours; à la fin de notre travail, on trouvera celles que nous avons observées.

# CHAPITRE II

## § I. — **Résolution rapide.**

Au point de vue anatomique, la résolution de la pneumonie est annoncée par la liquéfaction de l'exsudat. Cet exsudat qui était compacte, qui donnait à la surface de section l'aspect granuleux se ramollit ; la fibrine devient granuleuse ; les éléments lymphatiques ou endothéliaux subissent la dégénérescence granulo-graisseuse et sont éliminés en partie par la voie bronchique, en partie par le système lymphatique. En peu de temps le parenchyme pulmonaire reprend sa souplesse et sa perméabilité normales. Tels sont, en peu de mots, les phénomènes qui se produisent lorsque la pneumonie franche évolue d'une façon régulière.

Au point de vue clinique, les phénomènes de la résolution ne sont pas moins nets ; le premier phénomène objectif que l'on observe, c'est la chute de la fièvre ; la défervescence commence d'habitude dans la nuit, au moment de la rémission matutinale, très rarement au milieu du jour. En quelques heures la température tombe à la normale ou au-dessous.

Dans les deux tiers des cas, la fièvre tombe entre le cinquième et le sixième jour; sept fois sur huit, elle a lieu par crise et non par lysis.

Les jours qui suivent la défervescence, on peut observer de petites élévations de température survenant sous des influences variées.

Ce qu'il est important de remarquer ici, c'est le rapport qu'il y a entre la résolution et la défervescence. Grisolle dit que « sur 192 malades, chez 94 une diminution considérable de l'appareil fébrile a coïncidé avec une amélioration du côté des phénomènes stéthoscopiques; l'amendement de ces deux ordres de symptômes a paru être dans ces cas tout à fait simultané. Chez 72 malades, une diminution notable dans l'appareil fébrile a précédé de un ou plusieurs jours. Enfin, chez 26 malades, les phénomènes d'auscultation se sont amendés d'une manière sensible, tandis que la fièvre conservait à peu près toute son intensité. (Grisolle, *Traité de la pneumonie*).

M. le professeur Lépine, dans son remarquable article du *Dictionnaire de médecine et de chirurgie pratique*, dit qu'il s'est particulièrement occupé de cette question. Il est d'avis que dans la très grande majorité des cas la défervescence précède très nettement les signes positifs de la résolution, mais que chez plusieurs malades il a pu annoncer celle-ci quelques heures avant que le thermomètre eût décelé la défervescence. Il est probable, dit-il, que si nous disposions de moyens délicats pour apprécier l'état physique du poumon, nous ne croirions pas si souvent que la résolution retarde sur la défervescence, etc.

Des phénomènes particuliers, du côté du pouls et des urines accompagnent la défervescence; le pouls revient à son état normal; quelquefois même il est plus lent; dans certains cas rares, il est irrégulier. Grisolle, Jurgensen voient, dans cette irrégularité du pouls, au moment de la crise, un signe de terminaison favorable.

L'urine de la défervescence, si celle-ci se fait par crise, comme c'est le cas le plus commun, présente des caractères particuliers, sa quantité augmente au point de dépasser notablement la normale; en même temps, fait remarquable, sa densité reste élevée au moins au début; de plus il se dépose toujours un sédiment plus ou moins abondant de couleur rosée. Le chlorure de sodium reste toujours en quantité insignifiante. Quelle est la cause de cette élimination critique ? Ici, les opinions sont partagées; la plupart des auteurs pensent que cette élimination est due à la combustion des matériaux provenant de la résorption de l'exsudat; d'autres (Riesenfeld, Naunyn, Unrub), pensent qu'il y a rétention des matériaux de déchet pendant la fièvre, rétention qui ne cesse qu'au moment de la crise.

Cette rétention serait due à une lésion rénale temporaire, qui occasionnerait de l'albuminurie au moment de l'acmé.

Pour M. Lépine, « il est peu probable qu'une

albuminurie fébrile soit symptomatique d'une lésion rénale suffisante pour mettre obstacle à l'excrétion des matériaux de déchet. En supposant qu'il en existe une, ce doit être une lésion fort minime des glomeruli.

Or, il semble qu'une lésion plus profonde soit nécessaire pour empêcher l'excrétion de ces matériaux. La raison de l'élimination critique est donc encore à l'étude. » (Lepine, loc. cit.).

Au point local, la résolution de la pneumonie est également signalée par des modifications spéciales.

*Inspection* et *mensuration*. — D'une manière générale, dit Woillez, la mensuration employée dans le cours de la pneumonie, révèle une ampliation et une rétrocession en rapport avec les progrès croissants et décroissants de la maladie ; la ligne de descente correspondant à la résolution de la pneumonie n'est pas aussi accusée que dans l'hypérémie simple et se prolonge plus tardivement.

*Percussion*. — La percussion, d'après le professeur Thomas, donne d'abord un son tympanique ; puis, les jours suivants, la matité diminue progressivement.

*Auscultation*. — A la période de résolution, le souffle diminue progressivement. On entend beaucoup de râles humides fins et gros. Aux premiers, on donne le nom de râles crépitants de retour, dénomination impropre, car ces râles n'ont de commun avec le vrai râle crépitant que le nom. Outre les râles bullaires il existe, en quantité variable, des râles vibrants.

## § II. — **Résolution lente.**

M. le professeur Lépine distingue deux formes de résolution lente.

1° La résolution lente complète.

2° La résolution lente avec passage à la pneumonie interstitielle.

Quels sont les phénomènes anatomiques qui caractérisent la première? Ici, nous ne possédons pas assez de documents pour nous prononcer d'une manière absolue; nous pensons que, dans ces cas de résolution lente, il y a une densité spéciale de l'exsudat, nous croyons même que dans ces cas on peut trouver dans les alvéoles, non plus de la fibrine réticulée, mais des véritables moules fibrineux compactes, analogues à ceux qu'on a décrit si souvent dans les petites bronches.

Quant aux lésions anatomiques de la deuxième forme de résolution lente, elles se trouvent décrites, à la fin de ce travail, dans la note histologique qui concerne les deux dernières observations.

*A. Des causes de la résolution lente.* — Les causes de la résolution lente, adoptées par Achard dans sa thèse inaugurale, sont très peu nombreuses, il les résume ainsi :

Tout état de débilitation de l'organisme, pourvu qu'il ne soit pas porté assez loin (comme dans les diathèses) pour produire une pneumonie caséeuse, peut devenir une cause de retard assez prolongé dans la résolution d'une inflammation franche du parenchyme pulmonaire.

Il est quelques états locaux qui nous paraissent jouer le rôle de causes adjuvantes, tels sont : les bronchites chroniques, l'emphysème pulmonaire et peut-être l'existence d'une pneumonie antérieure.

Nous ne nions pas l'influence des causes signalées plus haut ; mais, pour nous, il en est deux autres dont il faut tenir un compte important :

1° L'état du système circulatoire.

2° Le jeu de l'appareil respiratoire.

*A. L'état de l'appareil circulatoire.* — Nous pensons, avec la majorité des auteurs, que la plus grande partie de l'exsudat pneumonique n'est pas rejetée par la voie bronchique, mais qu'elle rentre dans le système lymphatique; d'où il suit que toute cause qui apporte quelque gêne dans la circulation lymphatique doit être une cause de retard dans la résorption de l'exsudat; or, toute lésion du système circulatoire pulmonaire amène nécessairement une certaine gêne dans la circulation lymphatique et doit par conséquent être regardée comme une cause de non-résorption de l'exsudat.

*B. Le jeu de l'appareil respiratoire.*— Nous savons qu'à la période de la résolution de la pneumonie, l'exsudat subit les modifications suivantes : la fibrine réticulée devient granuleuse, les éléments lymphatiques et endothéliaux subissent la dégénérescence granulo-graisseuse ; en outre, un liquide séreux sort des vaisseaux de la paroi alvéolaire et forme de ce tout une émulsion assez fine pour être reprise par le système lymphatique. Il est de toute évidence, que le fonctionnement régulier des poumons, son ampliation et son affaissement alternatifs produisent une sorte de malaxation intra-alvéolaire, favorisent l'émulsion dont nous avons parlé et, par conséquent, la résorption de l'exsudat pneumonique. Nous pouvons donc dire avec raison que toutes les causes qui s'opposent à cette malaxation de l'exsudat sont une cause de résolution retardée. Les adhérences pleurales, l'emphysème doivent être comptées comme deux des obstacles les plus puissants au fonctionnement de l'appareil respiratoire.

Nous regardons également comme une cause de résolution retardée l'absence de traitement dans le cours de la pneumonie. Pour établir d'une manière sérieuse l'influence de cette dernière cause, il nous faudrait une statistique vaste et bien faite, ce qui est excessivement rare. Toutefois, si l'on compare la fréquence de la résolution tardive à notre époque où l'on ne traite presque pas la pneumonie, à sa rareté du temps de Broussais, de Chomel où les saignées et le tartre stibié étaient en grand honneur, on ne peut se refuser à accorder à l'absence de traitement une certaine influence dans la résolution lente.

Nous nous sommes arrêtés un peu longuement dans le paragraphe précédent sur la défervescence et l'état des urines à ce moment de la pneumonie : notre intention était d'établir un tableau comparatif de ce qui se passe dans la pneumonie franche avec ce qu'on observe dans les cas de résolution lente. Que devient la fièvre dans les cas où la résolution est retardée ? A cette question tous les auteurs font une réponse identique; la fièvre tombe, disent-ils, et la pneumonie ne se révèle plus alors que par des symptômes accessibles à l'exploration physique.

Nous pensons qu'en effet la fièvre disparaît dans le plus grand nombre des cas; mais, en dehors de ceux où l'on observe de temps à autre une élevation thermique de cause inconnue ; il y en a où l'on observe une fièvre continue avec exacerbations vespérales. Nous n'en avons pas de meilleur exemple que notre observation II.

Il serait d'un grand intérêt d'étudier les modifications que subissent les urines dans les cas où la défervescence a lieu sans qu'il y ait de modifications du côté de l'exsudat pneumonique. Cette étude servirait à trancher cette question, qui divise les auteurs : à savoir si l'élimination critique est due à la combustion des matériaux de l'exsudat comme le pensent les uns, où, comme l'affirment les autres, à l'élimination des matériaux de déchet qui se sont accumulés dans l'économie pendant la période fébrile. Malheureusement, la littérature et même nos observations ne peuvent nous donner à ce sujet aucun renseignement. Nous laissons à d'autres le soin d'élucider cette importante question.

*Symptômes subjectifs de la résolution lente.* — Après la chute de la fièvre, les symptômes subjectifs se modifient d'une façon notable : la dyspnée, la toux, le point de côté diminuent d'une façon considérable. Quelquefois, cependant, ils tourmentent le malade pendant longtemps encore. L'état général s'améliore quelquefois immédiatement après la chute de la fièvre ; d'autrefois, au contraire, l'amélioration n'apparaît qu'avec les râles de retour.

*Signes physiques.* — La matité, le souffle, la bronchophonie, etc., persistent pendant une durée fort variable en rapport avec chaque cas particulier.

Les râles peuvent exister pendant longtemps en même temps que le souffle ; ils sont alors peu nombreux et se montrent surtout après les secousses de la toux. Plus tard, ils remplacent complètement le souffle et persistent avec le même caractère pendant un grand nombre de jours.

Les crachats restent longtemps visqueux ; peu à peu ils deviennent purulents, puis salivaires.

Nous croyons inutile d'insister davantage sur ces symptômes physiques que l'on trouve décrits dans presque tous les traités de pathologie.

## OBSERVATION I

(Communiquée par M. R. Tripier.)

J. R... demeurant à Lyon, exerçant la profession de scieur de long, âgé de 65 ans, entre le 10 mars 1872 à la salle Saint-Charles, dans le service de M. Tripier.

Il n'a jamais fait d'excès alcooliques. Il a beaucoup souffert de privations et de misère. Il est malade depuis 15 jours. Son affection a débuté par de la diarrhée pendant 8 jours, de l'affaiblissement, de l'anorexie, de l'abattement et quelques points de côté, à gauche.

Actuellement le malade est très amaigri, très débilité. La respiration est anxieuse, difficile, la parole entrecoupée, la toux est peu intense et provoque des douleurs du côté gauche de la poitrine. Crachats visqueux safranés rares.

Appétit nul, soif assez vive. Constipation; langue blanche et humide.

Artères très athéromateuses; pouls plein, fort, irrégulier, rien au cœur.

Matité dans la moitié inférieure gauche; ce n'est qu'en arrière qu'on perçoit la matité.

Partout diminution du murmure vésiculaire; expiration prolongée.

En outre, en arrière et sur les côtés à gauche, râles crépitants nombreux et caractéristiques; pas encore de souffle appréciable.

11 mars. Pouls 88 R. a 32. Les râles crépitants sont encore moins facilement perçus qu'hier; on n'entend pas de souffle. T. R. 40, 2.

Le soir, T. R. 39, 9. Les battements du cœur sont à 160. L'impulsion est faible.

12 mars. Pouls fréquent 160. Les crachats sont rares, toujours safranés. On entend un bruit légèrement soufflant à la pointe, dans le 5e et 6e espace, depuis la ligne mammelonnaire jusqu'au sternum. La fréquence des battements du cœur empêche de distinguer à quel temps a lieu le bruit de souffle qui est très léger.

Adynamie, transpiration, toux rare. Le malade ne peut pas cracher depuis hier; il se plaint toujours d'un point de côté à gauche. Matité persistante à la partie postéro-inférieure du côté gauche, le murmure vésiculaire y est toujours affaibli. Il est également faible à la partie postéro-inférieure droite. On entend quelques râles sonores des deux côtés.

13 mars. Matin T. R. 38, 3.

Même état R. à 25. P. 160.

14 mars. Pouls à 160. Les crachats sont plus liquides et ne sont plus colorés. R. 28 irrégulière. A l'auscultation, souffle tubaire à la base gauche. Ce souffle s'entend de la base du poumon jusqu'au niveau de l'épine de l'omoplate. Dans les fortes inspirations, on entend quelques râles secs avec la toux.

15 mars. L'état général du malade est le même, seulement le pouls est à 108, plus fort mais toujours irrégulier; la respiration n'est pas plus accélérée, mais il existe toujours de la matité à la région postéro-inférieure du côté gauche.

Il existe au même niveau du souffle aux deux temps de la respiration; rien de particulier ailleurs, si ce n'est un peu d'affaiblissement du murmure vésiculaire surtout à la partie inférieure latérale droite, où l'on perçoit aussi quelques râles muqueux à l'inspiration. Langue humide, un peu saburrale; le malade demande à manger.

Toux rare, expectoration plus facile.

16 mars. Pouls à 84, moins irrégulier, langue humide. A gauche, le souffle persiste, mais faiblement, et l'on a des râles crépitants de retour. A droite mêmes râles qu'hier. Le malade commence à manger.

17 mars. Léger œdème des membres inférieurs et du bras gauche. Même état général.

18 mars. Pouls à 80. Même état qu'hier.

20 mars. En arrière à gauche, on trouve toujours de la respiration soufflante et des râles sous-crépitants disséminés.

Même état général.

22 mars. Mêmes signes à l'auscultation, le souffle persiste, à gauche, aux deux temps, accompagné de râles crépitants. Les crachats sont toujours visqueux, légèrement teintés.

24 mars. Un peu d'appétit. Mêmes signes à la percussion et à l'auscultation. Pouls à 76.

25 mars. Léger œdème au niveau des malléoles, 3 à 4 selles diarrhétiques par jour; depuis qu'il est alité, le malade prétend qu'il a des envies fréquentes d'uriner. La pression est un peu douloureuse au niveau de l'épigastre.

30 mars. Persistance de la matité et du souffle et des râles sous-crépitants à gauche, ainsi que des râles muqueux à la base droite. Expectoration muco-purulente abondante mais facile. Etat général meilleur. Le malade reprend des forces de jour en jour.

6 avril. Mêmes signes à l'auscultation, souffle bronchique et râles crépitants. L'expectoration est muco-purulente nummulaire. L'état général s'améliore chaque jour.

23 mai. Etat général bon, même persistance de la matité. Diminution du murmure. Expiration un peu soufflante et surtout gros râles muqueux dans toute la moitié postéro-inférieure gauche.

23 juin 1872. Persistance de la toux; expectoration peu

abondante. Matité à la base gauche, où l'on perçoit encore des râles muqueux.

Toutefois ces phénomènes sont beaucoup moins marqués qu'au moment de la sortie du malade. Etat général très bon.

## OBSERVATION II

(Communiquée par M. Tripier).

L. C., demeurant à Lyon, âgé de 28 ans, exerce la profession de cuisinier; il entre à la salle Saint-Charles, le 21 juillet 1876 Sa mère est morte d'une pneumonie. Pas d'autre antécédent pathologique qu'une fracture du coude et des chancres qui n'ont jamais été suivis d'accident secondaire. Il y a cinq jours, il fut pris subitement de points de côté à gauche, avec fièvre, expectoration légèrement teintée, quelques vomissements le premier jour avec diarrhée.

Actuellement, matité dans le tiers inférieur du poumon gauche. Dans le même point souffle tubaire intense. Abolition du murmure vasculaire, râles crépitants fins à la fin des fortes inspirations. Bronchophonie considérable. Pectoriloquie aphone. La toux n'a pas de résonnance exagérée. Vibrations thoraciques considérablement diminuées, dyspnée de moyenne intensité. Expectoration fibrineuse citrine adhérente au vase.

P. 88.

22. Souffle tubaire intense surtout vers la pointe de l'omoplate.

23. Expectoration safranée, oppression plus grande cette nuit. Nausées, vomissements.

25. Amélioration.

26. Crachats aérés, peu abondants, incolores.

29 juillet. Souffle persiste. Température plus élevée ; crachats plus colorés.

21 août. On entend du souffle jusqu'au bas.

21 août. Reste de l'obscurité du souffle et quelques râles muqueux, bien que l'état général soit bon.

## OBSERVATION III

(Recueillie dans le service de M. Lépine.)

Antoine B..., âgé de 43 ans, né à Lyon, demeurant à Lyon, exerçant la profession de menuisier, entre le 21 octobre 1882 à la salle Sainte-Elisabeth.

Pas d'antécédents héréditaires connus. Deux frères morts en bas âge. Un frère mort à 8 ans de la variole.

Quelques excès alcooliques. Pas de syphilis ni d'antécédents pathologiques.

Depuis six mois, sans cause connue, le malade tousse ; il a de la fièvre tous les soirs ; il a beaucoup maigri ; il crache peu. Jamais d'hémoptysie ni de points de côté.

Mardi 17 octobre, sans cause appréciable, fièvre avec frisson violent, claquement de dents, point de côté à gauche tout le long du thorax. Il se met au lit. Il n'aurait jamais eu de crachats rouillés.

21 octobre. Pas d'amélioration. Le malade entre à l'hôpital. Il est pâle et paraît très oppressé ; il se plaint d'un point de côté à gauche ; il tousse peu ; ses crachats sont assez abondants, de couleur et de consistance solution de gomme.

A l'examen de la poitrine : matité, exagération des vibrations

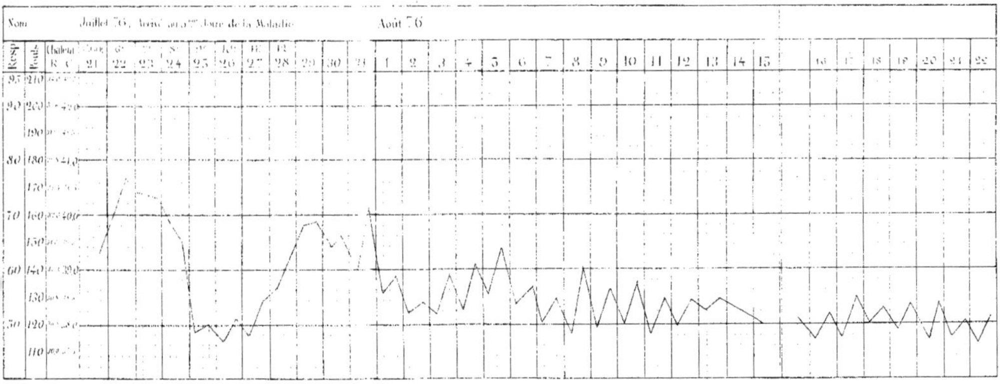

Nom Juillet 76, Arrivé au 5me Jour de la Maladie Août 76

Resp. Pouls Chaleur R. C.

21 22 23 24 25 26 27 28 29 30 31 1 2 3 4 5 6 7 8 9 10 11 12 13 14 15 16 17 18 19 20 21 22

95 210
90 200 42
190
80 180 41
170
70 160 40
150
60 140 39
130
50 120 38
110

thoraciques dans la moitié inférieure du poumon gauche, avec souffle tubaire intense. Rien au sommet gauche.

Dans tout le poumon droit, râles sibilants et muqueux disséminés.

Rien au cœur.

Langue blanche, inappétence, selles régulières.

Pas d'albumine dans l'urine.

Fièvre. T. r. 40, 2.

24 octobre. Chute de la fièvre; râles crépitants de retour.

1er novembre. Point de fièvre. Toujours de l'oppression. Persistance de la douleur de côté. Irradiations douloureuses dans le membre supérieur gauche. Souffle dans la fosse sous-épineuse gauche. Râles crépitants et sous-crépitants jusqu'à la base du même côté.

6 novembre. Même état des poumons. Pas d'albumine dans l'urine.

11 novembre. A la base gauche, on trouve encore un foyer de râles fins très nombreux.

17 novembre. Les râles qui existent encore en foyer à la base gauche n'existent plus à la respiration normale; on les entend encore en faisant tousser le malade.

## OBSERVATION IV

(Communiquée par M. le professeur Lépine.)

J. Isaac-Jacob L..., âgé de 47 ans, né à Chalon-sur-Saône, demeurant à Lyon où il exerce le métier d'ébéniste, entre à la salle Sainte-Elisabeth le 26 avril 1882.

Bonne santé habituelle.

A 26 ans le malade a eu une affection grave, dont il ne sait pas préciser la nature et qui dura trois mois.

Quelques refroidissements suivis de toux de temps en temps.

Il y a quatre mois, il subit une opération dans la salle Saint-Joseph pour une tumeur située à la partie externe et inférieure de la cuisse gauche.

L'affection actuelle débuta, il y a trois semaines, à la suite d'un refroidissement, par une forte toux précédée de quelques légers frissons, sans point de côté. En même temps le malade eut une forte fièvre et même un peu de délire; il aurait eu des crachats rougeâtres.

Au bout de quelque temps, la fièvre tomba mais la toux persista; le malade s'affaiblit et maigrit progressivement.

Actuellement, outre la toux qui serait moins forte qu'au début, le malade se plaint de n'avoir pas d'appétit et d'être excessivement faible. Oppression. Expectoration muqueuse. Il est en effet très maigre, et d'une pâleur presque cachectique.

Sur ses jambes, outre des taches violacées dues à d'anciens ulcères variqueux, on trouve de nombreuses taches de purpura hemorrhagica.

A l'examen du poumon on trouve : en arrière de la matité dans le tiers supérieur du poumon gauche, de l'augmentation des vibrations thoraciques, du souffle et de la bronchophonie. Râles sous-crépitants très fins jusque dans l'aisselle : Râles sous-crépitants plus gros dans le reste des poumons ; en avant, matité sous la clavicule gauche et râles sous-crépitants fins.

Rien au cœur.

Langue sèche, anorexie, soif vive.

Apyrexie. Pas d'albumine dans l'urine.

2 mai. Le malade se plaint de beaucoup tousser; on ordonne ext. thébaïque 0, 10 centig. Kermès 1 gr.

7 mai. La matité occupe la moitié supérieure en avant et en

arrière; elle semble siéger sur toute la région correspondante au lobe supérieur du poumon gauche; dans toute la région où l'on a de la matité, on trouve également de l'exagération des vibrations thoraciques, du souffle tubaire, de la bronchophonie et de la pectoriloquie aphone. Ces signes sont, du reste, aussi marqués en avant qu'en arrière. Après les secousses de la toux, ou entend de nombreux râles crépitant très fins. Rien à la base. Rien au poumon droit.

Rien au cœur.

Le malade tousse beaucoup le matin, très peu dans la journée.

Expectoration assez abondante : un crachoir par jour. Elle est composée de crachats de bronchite, très aérés, surtout muqueux.

Le malade ne transpire presque pas; il n'a pas maigri depuis son entrée à l'hôpital. On ordonne. Vésicatoire, tartre stibié 0,05.

15 mai, Moins de souffle; pas de râles. 12 granules de Dioscoride.

27 mai. Diminution de la matité et du souffle.

7 juin. Persistance de la matité et du souffle dans la fosse sus-épineuse et sous la clavicule. Etat général bon.

10 juin. Souffle a disparu; nombreux râles crépitants localisés au sommet; le malade peut partir pour Longchêne.

## OBSERVATION V

(Communiquée par M. le professeur Lépine.)

J. H. S....., journalier, entre à la clinique le 23 décembre 1878.

Il raconte que sa santé est habituellement bonne, que le 18 novembre, il a été pris d'un point de côté, qu'il s'est senti faible et a gardé le lit. Le point de côté qui siégeait à droite a duré 7 à 8 jours ; puis survinrent des hémoptysies qui se renouvelèrent pendant trois semaines.

Depuis le début du point de côté, le malade se sent très oppressé et très faible ; il tousse beaucoup pendant la nuit et a perdu l'appétit.

Actuellement il est abattu, un peu oppressé, pâle et amaigri ; il tousse et l'expectoration est purulente.

A l'examen des poumons, un peu de voussure de la base droite, — matité dans les deux tiers inférieurs du poumon droit en arrière — l'auscultation permet de constater que le murmure dans les deux tiers supérieurs est mêlé de râles sous-crépitants; dans le tiers inférieur on a du souffle tubaire et tout à fait en bas du silence respiratoire ; dans toute l'étendue où l'on perçoit du souffle il existe, quand on fait parler le malade, de la broncho-égophonie ; dans la partie inférieure de la poitrine les vibrations sont abolies.

A la base du poumon gauche, il existe des râles sous-crépitants et l'on perçoit le retentissement du souffle tubaire du côté droit, sans matité. En avant et à droite tympanisme et respiration puérile; à gauche rien de particulier.

Pendant les six jours que le malade a passés à l'hôpital on a constaté chaque jour les mêmes signes locaux; quant aux symptômes généraux ils ont consisté en une inappétence quasi absolue, de la faiblesse et une température fort irrégulière, parfois au-dessous de 37° cent. matin et soir et parfois atteignant 38°6 le matin, pour retomber le soir à la normale. Ce n'est que le soir de sa mort, survenue le 31 décembre à 9 h. du soir que le température de l'après-midi a été haute (39° 2).

*Autopsie.* — Œdème très peu prononcé au niveau des malléoles : membres inférieurs peu amaigris ; les membres supérieurs le sont davantage.

Dans la plèvre du côté gauche un peu de sérosité, à droite liquide abondant un peu coloré.

La partie supérieure du poumon droit est notablement affaissée dans tout son lobe supérieur : le sommet est œdémateux néanmoins il crépite dans toute son étendue.

En arrière et en bas, le poumon droit est recouvert de fausses membranes très épaisses ; latéralement et dans la plus grande partie du poumon, adhérence intime des deux feuillets pleuraux, qui sont épaissis de plusieurs millimètres, d'une consistance gélatineuse par places, fibroïde dans d'autres.

Tout le lobe inférieur du poumon droit se distingue par sa dureté ; à la coupe il présente l'aspect du passage de l'hépatisation rouge à l'hépatisation grise, sa consistance est très grande.

Le poumon gauche présente des adhérences anciennes et de la congestion.

Cœur gros chargé de graisse ; beaucoup de sang noir à droite.

Le cœur gauche est flasque ; orifices intacts.

Foie un peu pâle, volume normal.

Rate énorme, présente de 16 à 18 cent. de longueur.

Rein volumineux, substance corticale peu épaisse blanche.

Les bronches, suivies jusqu'à la lésion dans le poumon droit ne présentent pas de lésions.

## OBSERVATION VI

(Communiquée par le professeur Lépine.)

C. C. née à Villefranche, âgée de 30 ans, habite Lyon et fait le métier de dévideuse. Elle a toujours joui d'une bonne santé jusqu'à ces dernières années. Il y a six ans, la malade a eu une fausse couche qui fut suivie de cinq autres. Depuis sa première fausse couche sa santé a toujours été altérée, la malade a même fait un long séjour à l'Hôtel-Dieu dans un autre service.

Le 15 janvier 1879 elle est entrée à la clinique ; elle est pâle, amaigrie, enceinte de six mois ; elle est oppressée au moindre effort ; elle tousse ; ses crachats sont même purulents et assez abondants.

A l'examen de la poitrine, on trouve de la matité aux deux sommets en avant et en arrière, un peu plus étendue à droite qu'à gauche : à droite elle occupe en avant les deux premiers espaces intercostaux, à l'auscultation, respiration soufflante au sommet gauche, plus soufflante au sommet droit, où elle revêt un timbre presque caverneux ; aux deux sommets, exagération des vibrations thoraciques avec râles fins, les uns fixes, les autres disparaissant par la toux.

Urine pâle, légèrement albumineuse.

Le 27 au matin, la malade est prise de douleurs et avorte ; le fœtus est mort de plusieurs jours ; il est macéré.

Le soir, lipothymie, mort.

Autopsie le 19 janvier 1880, au laboratoire de M. le professeur Pierret.

Sujet bien conservé.

A l'ouverture du thorax, les poumons ne s'affaissent que très légèrement ; peu d'adhérences aux sommets ; ces adhérences sont très faciles à rompre. Dans les deux poumons même aspect, mêmes altérations dans les mêmes régions.

La plèvre a une légère teinte grisâtre ; la limite des lobules est très apparente.

Le poumon droit pèse 600 gr., le gauche 500 gr. ; la partie supérieure du lobe supérieur présente une coloration rouge, marbrée de points noirs, tandis que la partie inférieure a une coloration grise normale. Il ne s'écoule point de liquide à la coupe ; la surface de la coupe est sèche et présente une consistance beaucoup plus grande qu'à l'état normal.

Le poumon paraît privé d'air dans les points à coloration rouge ; néanmoins, si on le plonge dans l'eau il surnage. Nulle part on ne peut constater de granulations tuberculeuses ni de pneumonie caséeuse. Les bronches ne sont pas dilatées ; quelques-unes contiennent du pus.

Si l'on examine de plus près la lésion pulmonaire on voit de légers tractus d'apparence fibreuse, limitant régulièrement les lobules dans l'intérieur du poumon, ainsi que cela a été dit pour la plèvre.

Cette pneumonie a pour siège, avec les mêmes caractères, les lobes supérieurs de chaque côté et tout le lobe moyen à droite.

Cœur normal.

Les organes digestifs paraissent normaux sans granulations ni ulcérations tuberculeuses.

Foie gras ; il a été examiné avec soin, on n'y a pas trouvé de productions anormales.

Le rein droit pèse soixante grammes ; sa surface est très bosselée : les bosselures ont le volume d'une lentille et sont séparées par des sillons de plusieurs millimètres de largeur ; il ne contient point de kystes, il présente quelques cicatrices fibreuses. A la coupe la substance corticale est blanche, très diminuée de volume, tandis que les pyramides ont une teinte rosée et ne paraissent que peu atrophiées.

Le rein gauche, plus volumineux, pèse 100 gr. ; il paraît normal, sauf une coloration blanchâtre très marquée de la substance corticale.

Nulle part on ne trouve d'ostéite ni d'hypertrophie ganglionnaire.

La note suivante m'a été donnée par M. le professeur Renaut; je la reproduis textuellement.

**Note sur deux cas de Pneumonie de forme particulière par M. J. Renaut.**

OBSERVATION V. — *Premier cas :* Dans ce cas remarquable de pneumonie toutes les portions du poumon que j'ai examinées étaient atteintes par une même lésion; à savoir : la transformation fibreuse des cloisons interalvéolaires. Le contenu des alvéoles consistait en un exsudat catarrhal, formé d'énormes cellules globuleuses résultant de l'évolution bien connue de l'endothélium alvéolaire et d'un certain nombre de globules blancs nageant dans un exsudat transparent, non fibrineux.

Les parois alvéolaires étaient transformées en bandes anguleuses de tissu fibreux jeune, à cellules ressemblant à celles du sarcome fuso-cellulaire, mais séparées les unes des autres par des faisceaux connectifs bien formés. Sur nombre de points, ces bandes étaient devenues assez nombreuses et larges pour annuler les aires des alvéoles d'une façon presque complète. De véritables nœuds de sclérose entouraient les bronches, les gros vaisseaux artériels et veineux.

Enfin dans les bords de tissu fibreux, jeune ou adulte, on remarquait une énorme quantité de vaisseaux à parois très nettes, courant dans toutes les directions; extrêmement volumineux; ces vaisseaux offraient dans les travées interalvéolaires devenues fibreuses des bosselures analogues à celles des vaisseaux sanguins qui s'accroissent par bourgeonnement. En quelques endroits, j'ai pu même constater l'existence de points d'accroissemeut.

La trame fibreuse en laquelle le poumon se trouvait transformé, et le contenu catarrhal des alvéoles rétrécis lui donnaient grossièrement l'aspect d'un carcinome alvéolaire. Nulle part je n'ai trouvé de nodules tuberculeux dans cette vaste pneumonie fibreuse. Enfin, je ferai remarquer que l'effacement des alvéoles ne s'opérait nullement, dans ce cas, par le mécanisme d'un bourgeonnement, comme on l'observe dans la tuberculose (Thaon) et comme plusieurs anatomo-pathologistes l'ont constaté dans certains cas de pneumonie fibreuse de nature non tuberculeuse. Les alvéoles devenaient plus petits simplement parce que les cloisons interalvéolaires, de minces qu'elles sont dans l'état normal, devenaient énormes.

OBSERVATION VI. — *Second cas.* Le poumon présentait ici des lésions beaucoup moins avancées, et se trouvait dans des conditions très favorables pour donner la clef de la lésion. Tout ce poumon, surtout au niveau de certains ilôts plus compacts que le reste, présentait les lésions de la pneumonie catharrale. Le contenu des alvéoles était formé par un liquide non fibrineux, au sein duquel nageaient de grosses cellules rondes, dont un grand nombre étaient chargées de pigment noir, résultant de la captation et de la destruction des globules sanguins. Mais de distance en distance on trouvait des alvéoles renfermant un exsudat fibrineux type, emprisonnant des globules blancs, des rouges et un petit nombre de grosses cellules endothéliales globuleuses.

Ce fait est important, il montre que, dans un tel poumon, un processus de pneumonie fibrineuse avait existé, et que l'exsudat catarrhal intra-alvéolaire est consécutif, puisque l'on voit l'élément catarrhal attaquer les points où existe encore le réticulum fibrineux, se mélanger à lui et le faire progressivement disparaître pour s'y substituer.

Mais ce qu'il y a de plus remarquable dans le poumon considéré, c'est la façon dont sont modifiés les vaisseaux capillaires des alvéoles. Ces vaisseaux ont pris l'aspect bourgeonnant; trois ou quatre fois plus volumineux que les capillaires normaux, ils s'enlacent autour des travées inter-alvéolaires de mille manières, font saillie dans la cavité des alvéoles, où on les voit coupés en divers sens, comme projetés. Si l'on suit ces vaisseaux sur une coupe épaisse on les voit rejoindre le réseau capillaire de l'alvéole et se continuer avec lui. Sur certains points, l'aire alvéolaire a presque disparu, les vaisseaux dilatés sont au contact, sectionnés de diverses façons dans cette aire, tant l'ectasie et le bourgeonnement vasculaires ont été intenses, et ont concouru à envahir et à oblitérer la cavité respiratoire. Sur nombre de points, les capillaires, ainsi dilatés et distendus, ont subi des ruptures, et des hémorrhagies se sont produites dans un seul alvéole ou dans tout un lobule primitif. Le sang se mélange alors à l'exsudat catarrhal; les grosses cellules rondes de ce dernier le détruisent en le réduisant en pigment, et ce processus s'est vraisemblablement accompli en nombre de points, car on voit autour des artères, des veines et des bronches, de nombreux amas pigmentaires déposés au sein du tissu fibreux dont il convient maintenant de parler.

Le tissu fibreux est ici moins abondant que dans le premier cas soumis à notre observation. Il est surtout abondamment néoformé autour des bronches, des artères et des veines. Sur les limites des lobules on le voit former des bandes. Ces bandes se sont développées autour de vaisseaux ectasiques et bourgeonnants. Si l'on regarde bien, l'on voit que, dans les travées inter-alvéolaires, ces bandes se poursuivent, en s'amincissant, autour des vaisseaux dilatés. L'influence fibro-formative des vaisseaux ectasiques est de la sorte mise hors de doute. C'est autour d'eux, et probablement sous leur influence, que se sont développés les éléments fibreux. On sait en effet que la congestion passive longtemps soutenue détermine, d'une manière générale, l'inflammatiou subaiguë du type interstitiel dans les tissus et les organes qui sont le siège de cette congestion.

Les deux faits que nous venons d'étudier ont leur importance au point de vue de l'histoire encore demeurée jusqu'ici obscure des phénomènes *post-pneumoniques*. Nous voyons en effet que, consécutivement à une pneumonie fibrineuse dont on rencontre encore des traces révélées par des alvéoles disseminés et renfermant encore l'exsudat typique, secondairement une poussée catarrhale s'est produite, a contribué à la résorption de l'exsudat fibrineux, puis, s'accompagnant d'une dilatation excessive et prolongée des vaisseaux, a déterminé, sous cette dernière influence, la production du tissu fibreux.

De la sorte est née une lésion pulmonaire fixe, comme sont toutes celles qui s'accompagnent de néoformation fibreuse. Une cirrhose s'est édifiée, suivant un type très particulier, et totalement distinct de la cirrhose pulmonaire d'origine tuberculeuse.

La pneumonie franche se résout d'ordinaire rapidement et complètement. La disparition lente des phénomènes post-pneumoniques (souffle, bronchophonie, râle de retour persistant plusieurs semaines après la chute de la fièvre), est trop régulièrement observée pour qu'on puisse conclure des faits précédents à autre chose qu'à des cas particuliers, et en somme rares, de l'évolution pneumonique. Ils me paraissent néanmoins dignes d'être indiqués, en tant que constituant des sortes de jalons pour l'étude extérieure des lésions d'origine pneumonique ; d'autre part, si l'on se place au point de vue anatomo-pathologique pur, on peut considérer ces faits comme présentant une certaine nouveauté, et contribuant à généraliser au parenchyme pulmonaire la loi de l'influence des stases et des ectasies vasculaires sur la production des scléroses.

# RÉFLEXIONS

Au point de vue des causes de la résolution lente, nous n'avons rien à tirer de neuf de l'étude de nos observations. Il n'en est pas de même au point de vue symptômatique; nous ne ferons pas remarquer de nouveau la longue durée de l'infiltration dans notre premier cas, ni la persistance de la fièvre dans le second; notre observation V nous permet de faire une remarque plus importante au point de vue pratique. En effet, le malade qui en fait l'objet, eut des hémoptysies pendant plusieurs semaines. Leyden observa un cas semblable qu'il a publié dans son article que nous avons cité au début de ce travail; c'était un cas de pneumonie en résolution tardive, avec production d'hémoptysie; ses confrères le prirent pour un cas de tuberculose; mais le patient guérit et vécut de longues années sans présenter aucune trace d'affection pulmonaire.

Dans notre cas, également, nous n'avons trouvé à l'autopsie aucun cas de tubercule.

Leyden insiste surtout, dans ces cas, sur la valeur de la présence des fibres élastiques dans les crachats.

Nous ferons encore cette remarque que nos malades chez lesquels nous avons eu une résolution lente n'ont tous subi qu'un traitement insignifiant. Dans notre observation IV seulement le tartre stibié a été donné tardivement, et le patient en obtint une amélioration notable. Nous blâmons le scepticisme de beaucoup de praticiens au sujet de l'utilité d'une thérapeutique active dans le traitement de la pneumonie.

Enfin, au point de vue anatomique, nos deux dernières observations nous montrent des lésions qui n'ont encore été signalées par personne à la suite de la pneumonie franche et qui, par cela même, méritent un certain intérêt.

---

9215 — Imp. Waltener et Cie, rue Belle-Cordière, 14. — Lyon.

www.ingramcontent.com/pod-product-compliance
Ingram Content Group UK Ltd.
Pitfield, Milton Keynes, MK11 3LW, UK
UKHW020442180726
13839UKWH00004B/1579